ELODIE FELDERMANN

Spiralschneider Low Carb

Die besten Low Carb Rezepte

für den Spiralschneider –

Gemüsenudeln schnell und einfach zubereiten!

INHALTSVERZEICHNIS

VORWORT

Nudeln aus Zucchini, Karotten, Gurken oder Roter Bete? Gemüse-Pasta ist eine gesunde Alternative zur konventionellen Pasta aus Weizen, denn sie enthält wenige Kalorien, keine Kohlenhydrate und keine Gluten. Besonders im Rahmen des Trends der Low-Carb-Ernährung ist die Pasta aus Gemüse besonders beliebt geworden. Denn mit Low Carb wird versucht, so wenige Kohlenhydrate wie möglich zu konsumieren, um damit leichter Pfunde zu verlieren und sich allgemein fitter und wohler zu fühlen. Das hat zur Folge, dass Pasta und verwandte Lebensmittel durch andere Alternativen mit wenig oder kaum Kohlenhydraten ersetzt werden müssen. Mit der Low-Carb-Ernährung befassen wir uns im Laufe dieses Buches noch näher.Damit während der Low-Carb-Diät trotzdem nicht auf leckere Pasta verzichtet werden muss, bauen Kalorienbewusste gerne Gemüsenudeln in ihren Speiseplan mit ein.

Besonders bekannt sind hierbei Nudeln aus Zucchini, auch Zoodles genannt. Jedoch können auch andere

Gemüsesorten wie Rote Bete, Karotten oder Gurken, und sogar Obst wie Äpfel oder Birnen in köstliche Pasta mit kaum Kohlenhydraten verwandelt werden.

Die Rezepte dieses Ratgebers helfen Ihnen dabei, sich wohler zu fühlen und Ihre persönliche Traumfigur zu erreichen, auch wenn Sie wenig Zeit haben.
Dabei wurden alle Gerichte von mir persönlich nachgekocht und sorgfältig getestet, sodass sich jede einzelne Speise durch eine besondere Qualität auszeichnet und einfach wunderbar schmeckt.
Dabei sind alle Rezepte für das Zubereiten von mehreren Portionen ausgelegt. So können Sie Ihre köstlichen Kreationen auch mit der Familie, Freunden und Kollegen teilen und ihnen damit ebenfalls etwas Gutes tun.

Und das ist noch nicht alles. Als Geschenk und Dank dafür, dass Sie sich für dieses Buch entschieden haben, finden Sie am Ende dieses Buches noch 15 weitere Rezepte zur Low-Carb-Diät, die Sie alleine oder gemeinsam genießen können. Außerdem bekommen Sie 10 wertvolle Tipps gegen Heißhunger von mir mit an die Hand, die

Ihnen helfen, sollte Sie die Lust auf Süßes überkommen.

Jetzt bleibt mir nur noch, Ihnen ganz viel Freude beim Ausprobieren, Zubereiten und Genießen der Speisen zu wünschen!

Ihre Elodie Feldermann

REZEPTE

Vegetarische Gemüsenudeln

Blumenkohl-Nudeln in Sahne

Zutaten für 2 Portionen

2 Blumenkohl, nur der Strunk

Blumenkohlblätter, nur die Stiele

40 ml Schlagsahne

Salz

2 EL Butter

3 EL Mandelstifte

2 TL Curry

Zubereitung

1. Den Blumenkohl-Strunk glätten und durch den Spiralschneider drehen.

2. Von ein paar Stielen das Blattgrün entfernen, Stiele in etwa ½ cm große Stückchen schneiden.

3. In einer Pfanne die Butter erhitzen, darin die Mandelstifte kurz anrösten, Curry dazu mischen.

4. Die Blumenkohl-Nudeln hinzufügen, kurz anschwitzen lassen, mit der Sahne ablöschen und mit Salz abschmecken.

5. Auf Teller anrichten und mit den vorbereiteten Blattstielen garnieren.

Brokkoli-Sahne-Nudeln

Zutaten für 2 Portionen

1 Brokkoli, groß

40 ml Schlagsahne

2 EL Butter

4 EL Mandelblättchen

Salz, Pfeffer, Chili, Zucker nach Bedarf

Zubereitung

1. Die Brokkoli-Röschen vom Strunk entfernen und in kleine Stückchen teilen.

2. Den Strunk glätten und durch den Spiralschneider drehen.

3. In einer Pfanne die Butter erhitzen, die Brokkoli-Röschen zusammen mit den Mandeln darin anrösten.

4. Die Brokkoli-Nudeln dazu mengen, kurz anschwitzen lassen, mit der Sahne ablöschen und mit den Gewürzen abschmecken.

Brokkoli im Sahnehäubchen

Zutaten für 2 Portionen

1 Brokkoli

200 ml Schlagsahne

1 EL Mehl

2 Zehen Knoblauch, fein gehackt

1 EL Öl

Salz, Pfeffer, Gewürze nach Belieben

Zubereitung

1. Die Brokkoli-Röschen vom Strunk entfernen und in mundgerechte Stücke teilen.

2. Den Strunk glätten und durch den Spiralschneider drehen.

3. In einem Topf Wasser erhitzen, salzen und die Brokkoli-Nudeln darin 2 Minuten bissfest garen. Abtropfen lassen. Dann die Brokkoli-Röschen 5 Minuten bissfest garen.

4. In einem kleinen Topf das Öl erhitzen, darin den gehackten Knoblauch anrösten, mit dem Mehl bestäuben und mit der Schlagsahne ablöschen. Unter ständigem Rühren leicht köcheln lassen und mit Gewürze nach Belieben abschmecken.

5. Die Brokkoli-Nudeln mit den Röschen mischen, auf einem Teller anrichten und die Soße darüber verteilen.

Gurken-Nudeln im Joghurt-Bad

Zutaten für 2 Portionen

2-3 Gurken, je nach Größe

180 g Sojajoghurt

Saft einer Zitrone

Dill, Salz, Pfeffer

Zubereitung

1. Die Gurke waschen und durch den Spiralschneider drehen. Zum Abtropfen auf ein Küchenpapier legen.

2. In einer Schüssel Joghurt und Dill vermischen und mit Salz, Pfeffer und Zitrone abschmecken.

3. Die Gurken-Nudeln unterheben.

Gurken-Nudeln mit Wassermelone und Feta

Zutaten für 4 Portionen

1 Gurke

1,5 kg Wassermelone

100 g Feta

Saft einer Zitrone

1 Stängel Minze

Salz, Pfeffer

Zubereitung

1. Die Gurke waschen und durch den Spiralschneider drehen. Zum Abtropfen auf ein Küchenpapier legen.

2. Die Wassermelone schälen und in mundgerechte größere Würfel teilen. Ebenso den Feta schneiden, in kleinen Würfeln.

3. Die Minze-Stängel waschen und trocken tupfen, die Blätter abzupfen und in feine Streifen schneiden.

4. In einer Schüssel die Gurken-Nudeln zusammen mit der Wassermelone vermischen, mit dem Zitronensaft beträufeln. Mit Salz und Pfeffer abschmecken.

5. Den Salat auf die Teller anrichten, die Feta-Stücke darüber verteilen und mit der Minze anrichten.

Kohlrabi mit Apfel und Feta

Zutaten für 2 Portionen

1 Kohlrabi, mittelgroß

1 Apfel „Granny Smith“

60 g Feta

2 EL Walnüsse, gehackt

Rucola, nach Bedarf

2 EL Balsamico-Essig, rot

3 EL Olivenöl

1 EL süßer Senf

1 TL Birkenzucker

Salz, Pfeffer

Zubereitung

1. Für das Dressing Essig, Öl, Senf, Birkenzucker in einer Schüssel vermengen und mit Salz und Pfeffer abschmecken.

2. Kohlrabi schälen und durch den Spiralschneider drehen.

Ebenso den Apfel.

3. Kohlrabi, Apfel, zusammen mit dem Rucola vermischen und auf zwei Teller verteilen.

4. Feta darüber zerbröseln, die gehackten Walnüsse darüber verstreuen und mit dem Dressing beträufeln.

Bunte Salatschüssel

Zutaten für 2 Portionen

100 g Blatt-Salat

2 rote Beete

2 Avocados

1 Salatgurke

½ Zwiebel, rot

120 g Feta

2 Dotter

Saft einer Zitrone

2 Zehen Knoblauch

3 EL Olivenöl

Salz, Pfeffer

Zubereitung

1. Die Gurke waschen und durch den Spiralschneider drehen. Die rote Beete schälen und ebenso durch den Spiralschneider drehen. Zum Abtropfen auf ein Küchenpapier legen.

2. Den Salat waschen und in mundgerechte Stücke teilen.

3. Die Avocados halbieren, entkernen und das Fruchtfleisch in dünne Streifen schneiden.

4. Die Zwiebel würfelig schneiden.

5. Die Salatblätter auf zwei Teller auslegen. Diese zuerst mit den Gurken-Nudeln, danach mit den Rote-Beete-Nudeln bedecken. Die Avocados-Streifen darüberlegen, über das Ganze den Feta zerbröseln und mit der Zwiebel garnieren.

6. Für das Dressing die Knoblauchzehen hacken und zusammen mit dem Zitronensaft, Dotter und Öl mit dem Stabmixer verrühren. Mit Salz und Pfeffer abschmecken. Erst vor dem Servieren über den Salat leeren.

Salat „Griechenland"

Zutaten für 2 Portionen

1 Salatgurke

½ Paprika, grün

10-12 Eiertomaten

8-10 Oliven, kernlos

½ Zwiebel, rot

1 Zitrone

2-3 Stängel Oregano

1 EL Olivenöl

60 g Hirtenkäse

Salz, Pfeffer

Zubereitung

1. Die Gurke waschen und durch den Spiralschneider drehen. Zum Abtropfen auf ein Küchenpapier legen.

2. Die Paprika und Tomaten waschen. Die Paprika in mundgerechte Stücke schneiden, die Tomaten halbieren

oder vierteln.

3. Die Gurken-Nudeln, Paprika und Tomaten zusammen mit den Oliven in eine Schüssel geben, mit dem Zitronensaft und Olivenöl beträufeln. Mit Salz und Pfeffer abschmecken.

4. Die Oregano-Stängel waschen und trocken tupfen, die Blätter abzupfen und fein hacken.

5. Die Zwiebel in dünne Ringe schneiden, ebenso den Hirtenkäse in mundgerechte Stücke zerteilen.

6. Das Gemüse auf zwei Teller verteilen, die Käse-Stücke darüber geben und mit den Zwiebelringen und Oregano-Blätter anrichten.

Zucchinisalat mit Avocado und Tomaten

Zutaten für 4 Portionen

500 g Zucchini

2 Avocados

5 Tomaten

2 EL Zitronensaft

4 EL Olivenöl

3 EL Essig

2 EL Sojasauce

1 Bündchen Dill, fein gehackt

Chili-Flocken

Salz, Pfeffer

4 EL schwarzer Sesam

Zubereitung

1. Die Zucchini waschen und durch den Spiralschneider drehen.

2. Die Avocados schälen, entkernen und in Würfel schneiden. Mit dem Zitronensaft beträufeln.

3. Die Tomaten waschen, halbieren, mit einem Löffel vorsichtig aushöhlen und das Fruchtfleisch in kleine Stücke schneiden.

4. In einer großen Schüssel die Zucchini-Nudeln mit den Avocados-Würfeln, den Tomatenstückchen und dem Dill vermengen.

5. Für das Dressing Essig, Öl, Sojasauce mit Salz und Pfeffer verrühren, mit Chili abschmecken und unter den Salat mischen.

6. Mit den Sesam-Körnern bestreuen.

Topinambur mit Spinat und Feta

Zutaten für 2 Portionen

4 – 5 Topinambur

150 g Blattspinat

200 g Feta

1 Zwiebel, klein

1 EL Öl

Weißwein, Salz, Pfeffer, Chili

Zubereitung

1. Die Topinambur waschen und durch den Spiralschneider drehen.

2. Die Zwiebel in kleine Würfel schneiden und in einer Pfanne in Öl glasig rösten, die Topinambur-Nudeln und den Spinat hinzugeben und etwas anschwitzen lassen.

3. Mit dem Weißwein ablöschen, den Feta darüber bröseln

und ein paar Minuten ziehen lassen. Mit den Gewürzen abschmecken.

Topinambur im Asia-Dressing

Zutaten für 2 Portionen

6 – 10 Topinambur

4 Frühlingszwiebeln

1 Karotte, mittelgroß

1 EL Öl

1/2 Limette, Saft und Schale

½ TL Ingwer, frisch gerieben

½ TL Curry

½ TL Birkenzucker

2 EL Soja-Öl

5 EL Wasser

Zubereitung

1. Die Topinambur säubern und durch den Spiralschneider drehen. Ebenso die Karotte.

2. Die Zwiebel in feine Ringe schneiden.

3. Öl in einer Pfanne erhitzen, die Topinambur-Nudeln bei mittlerer Hitze kurz anbraten.

4. Für das Dressing die Schale und den Saft der Limette, Ingwer, Curry, Birkenzucker, Öl und Wasser verrühren.

5. Die gebratenen Topinambur-Nudeln auf zwei Teller verteilen, das Dressing darüber gießen und mit den Zwiebelringen und den Karotten-Nudeln garnieren.

Zucchini - Bologneses

Zutaten für 6 Portionen

6-8 Zucchini, mittelgroß

250 g Champignons

1 kg Tomaten

1 Karfiol

1 Zwiebel

3 Knoblauchzehen

1 Handvoll Walnüsse, grob gerieben

2 TL Nährhefe

1 TL Oregano

1 TL Basilikum

2 Prisen Stevia

Salz, Pfeffer

Zubereitung

1. Die Champignons und Tomaten putzen und halbieren oder vierteln, die Röschen vom Karfiol lösen, die Zwiebel schälen und vierteln, die Knoblauchzehen schälen.

2. Die Champignons, Karfiol-Röschen, Zwiebel und Knoblauch im Standmixer zerhäckseln und in einer Pfanne bei mittlerer Hitze erhitzen und garen.

3. Die Walnüsse und die Nährhefe zum Gemüse dazugeben, ebenso Oregano und Basilikum. Ziehen lassen.

4. Die Tomaten im Standmixer fein pürieren und zum Gemüse dazu mischen. Kurz aufkochen und etwa 10 Minuten leicht köcheln lassen. Vor dem Servieren noch einmal abschmecken.

5. Die Zucchini waschen und durch den Spiralschneider drehen.

6. In einem Topf Wasser erhitzen und die Zucchini-Nudeln kurz garen lassen.

7. Die Zucchini-Nudeln auf Teller anrichten und die heiße Bolognese darüber gießen.

Zucchini-Nudeln „Creme fraiche“

Zutaten für 2 Portionen

3 Zucchini, mittelgroß

3 Knoblauchzehen, fein gehackt

2 EL Creme fraiche

2 EL italienische Kräuter

2 EL Parmesan, gerieben

3 EL Olivenöl

Salz, Pfeffer

Zubereitung

1. Die Zucchini waschen und durch den Spiralschneider drehen. Zum Abtropfen auf ein Küchenpapier legen.

2. In einer Pfanne das Öl erhitzen und darin den feingehackten Knoblauch glasig rösten. Die Zucchini-Nudeln hinzugeben und etwa 10 Minuten garen lassen. Mit Salz und Pfeffer abschmecken.

3. Inzwischen Creme fraiche, Kräuter und Parmesan abrühren. Dieses unter die Zucchini-Nudeln heben und noch kurz etwas nachziehen lassen.

Zucchini-Nudeln mit Feta und Avocado-Pesto

Zutaten für 2 Portionen

2-3 Zucchini, mittelgroß

1 Zwiebel, halbiert und in feine Streifen geschnitten

100 g Feta

½ Avocado

½ Knoblauchzehe, fein gehackt

2 TL Mandelstifte oder Pinienkerne

2 TL Minze-Blätter, fein gehackt

1 Limette, klein

3 TL Olivenöl

Salz, Pfeffer

Zubereitung

1. Für das Pesto die Avocado, Minze, Schale und Saft der Limette, Mandeln, Knoblauch, Öl mit dem Stabmixer verrühren und mit Salz und Pfeffer abschmecken.

2. Die Zucchini waschen und feine Streifen durch den

Spiralschneider drehen.

3. In einer großen Schüssel die Zucchini-Nudeln mit den Zwiebelstreifen vermengen und das Pesto unterheben.

4. Die Gemüse-Nudeln auf zwei Teller verteilen und den Feta darüber zerbröseln.

Zucchini-Nudeln mit Feta und Zitrone

Zutaten für 2 Portionen

2-3 Zucchini, mittelgroß

200 g Feta

2 EL Olivenöl

1 Knoblauchzehe, fein gehackt

Saft einer Zitrone

Salz, Pfeffer

Zubereitung

1. Die Zucchini waschen und durch den Spiralschneider drehen. Zum Abtropfen auf ein Küchenpapier legen.

2. In einer Pfanne Öl erhitzen und darin den fein gehackten Knoblauch glasig rösten. Die Zucchini-Nudeln dazugeben und etwa 5 Minuten ziehen lassen. Mit Saft der Zitrone, Salz und Pfeffer abschmecken.

3. Die Gemüse-Nudeln auf zwei Teller verteilen und den Feta darüber zerbröseln.

Zucchini-Nudeln „Italia", gebacken

Zutaten für 1 Portion

1 Zucchini, mittelgroß

6 Cocktail-Tomaten

4-6 Mozzarella-Kugeln

2 EL Olivenöl

1 Knoblauchzehe, klein gehackt.

1 TL Petersilie, gehackt

Salz, Pfeffer

Zubereitung

1. Das Backrohr auf 200 Grad vorheizen.

2. Die Tomaten waschen und auf ein Backblech legen, mit 1 EL Olivenöl beträufeln, salzen und pfeffern. Die klein gehackte Knoblauchzehe darüber streuen. Das Ganze im Ofen etwa 15 Minuten backen.

3. Die Zucchini waschen und durch den Spiralschneider

drehen.

4. Die Zucchini-Nudeln in eine flache Auflaufform geben, mit 1 EL Olivenöl beträufeln, salzen und pfeffern und nach den Tomaten für etwa 5 Minuten in das Backrohr geben. Die Tomaten zur Seite stellen.

5. Die Mozzarella-Kugeln abtropfen lassen, auf die Zucchini im Rohr geben und das Ganze weitere 5 Minuten backen, bis der Käse geschmolzen ist.

6. Die Zucchini-Nudeln auf einem Teller anrichten, die Tomaten darüber geben und mit der gehackten Petersilie garnieren.

Zucchini-Nudeln mit Parmesan

Zutaten für 2 Portionen

2-3 Zucchini, mittelgroß

30 g Parmesan, gerieben

1 EL Olivenöl

1 Knoblauchzehe, fein gehackt

Salz, Pfeffer, Chiliflocken

Zubereitung

1. Die Zucchini waschen und durch den Spiralschneider drehen. Zum Abtropfen auf ein Küchenpapier legen.

2. In einer Pfanne Öl erhitzen und darin den fein gehackten Knoblauch glasig rösten. Die Zucchini-Nudeln dazugeben, würzen und etwa 5 Minuten ziehen lassen.

3. Die Nudeln auf zwei Teller verteilen und mit Parmesan bestreuen.

4. Tipp: Mit Spiegeleiern verfeinern.

Gemüsenudeln mit Fleisch

Auflauf mit Gemüse-Nudeln und Hackfleisch

Zutaten für 3 Portionen

500 g Hackfleisch, gemischt

1 Blumenkohl, groß

1 Kohlrabi

1 Zwiebel, würfelig geschnitten

1 Dose Tomaten, in Stücke geschnitten

50 g Parmesan

1 Ei

1/8 l Gemüsefond

2 EL Öl

1 TL Oregano

1 EL Basilikum, gerebelt

Salz, Pfeffer

Zubereitung

1. Das Backrohr auf 180 Grad vorheizen.

2. Vom Blumenkohl die Röschen in kleine Stücke schneiden. Diese auf ein, mit Backpapier belegtes Backblech legen und im Rohr etwa ½ Stunde garen lassen.

3. Den Strunk vom Blumenkohl glätten und durch den Spiralschneider drehen. Den Kohlrabi schälen und ebenso durch den Spiralschneider drehen.

4. In einer Pfanne das Öl erhitzen und das Fleisch rundum anbraten, die würfelig geschnittene Zwiebel dazu geben, die Tomaten und den Gemüsefond untermischen, mit Salz, Pfeffer und Oregano abschmecken. Etwa 10 Minuten köcheln lassen.

5. Inzwischen den Blumenkohl im Standmixer zusammen mit dem Ei, dem Basilikum und etwa die Hälfte Parmesan fein pürieren. Mit Salz und Pfeffer abschmecken.

6. In eine Auflaufform das Hackfleisch-Tomaten-Gemisch geben und mit den Gemüse-Nudeln vermischen. Darauf

das Blumenkohl-Püree verteilen und mit dem restlichen Parmesan bestreuen. Auf 200 Grad das Ganze im Rohr etwa 20 Minuten überbacken.

Hähnchen-Pfanne mit Zucchini-Nudeln

Zutaten für 2 Portionen

500 g Hähnchenbrust

2-3 Zucchini, mittelgroß

200 g getrocknete Tomaten (in Dose)

250 ml Schlagsahne

2 Knoblauchzehen, fein gehackt

100 g Parmesan, gerieben

Etwas Butter

Basilikum, Chili, Salz, Pfeffer

Zubereitung

1. Die Zucchini waschen und durch den Spiralschneider drehen. Zum Abtropfen auf ein Küchenpapier legen.

2. Die getrockneten Tomaten abschütten, das Öl jedoch auffangen. Die Tomaten klein schneiden.

3. Die Hähnchenbrust in mundgerechte Stücke schneiden.

4. Die Butter in einer Pfanne erhitzen, das Hähnchenfleisch darin anbraten und etwas salzen. Die Tomaten hinzugeben, zusammen mit 1 EL des aufgefangenen Öls und dem gehackten Knoblauch. Kurz schmorren.

5. Die Schlagsahne und den Parmesan dazu geben und solange erhitzen, bis der Käse geschmolzen ist.

6. Mit den Gewürzen abschmecken, die Zucchini-Nudeln unterheben und etwa 5 Minuten garen lassen.

Zucchini-Nudeln „Carbonara“

Zutaten für 2 Portionen

3 Zucchini, mittelgroß

2 Zwiebel, mittelgroß

100 g Schinken, mager

2 Eier

4 EL Parmesan, gerieben

1/8 l Gemüsefond

2 EL Olivenöl

Salz, Pfeffer

Zubereitung

1. Die Zucchini waschen und durch den Spiralschneider drehen. Zum Abtropfen auf ein Küchenpapier legen.

2. Den Schinken in kleinen Würfeln schneiden, die Zwiebel klein hacken.

3. In einer Pfanne das Öl erhitzen, die Zwiebel glasig

anschwitzen lassen, die Schinkenwürfel hinzufügen und kurz anbraten. Mit dem Gemüsefond ablöschen.

4. Die Zucchini-Nudeln untermengen und etwa 5 Minuten garen lassen.

5. Inzwischen die Eier verquirlen, den Parmesan dazu geben, mit Salz und Pfeffer abschmecken. Dieses Eier-Käse-Gemisch unter die Zucchini-Nudeln heben und stocken lassen. Eventuell noch einmal nachwürzen.

Kürbis-Nudeln „Bolognese“

Zutaten für 2 Portionen

1 Kürbis

500 g Hackfleisch, Rind

1 Zwiebel, groß

200 g Tomaten, passiert

20 g Parmesan

1 Knoblauchzehe

2 EL Tomatenmark

3 EL Öl

2 EL Basilikum-Blätter

2 EL Sellerie-Blätter

Salz, Pfeffer, Zucker

Zubereitung

1. Den Kürbis schälen (und wenn nötig entkernen) und durch den Spiralschneider drehen.

2. Zwiebel und Knoblauch fein hacken, ebenso die

Basilikum- und Sellerie-Blätter.

3. In einer Pfanne 1 EL Öl erhitzen und Zwiebel und Knoblauch darin glasig anschwitzen. Das Tomatenmark unterrühren und etwas von fein gehackten Sellerie-Blätter dazu mischen. Das Ganze herausgeben und zur Seite stellen.

4. Das restliche Öl in der Pfanne erhitzen und das Rinderhack anbraten. Mit Salz und Pfeffer würzen und das Zwiebel-Gemisch zugeben. Mit den passierten Tomaten ablöschen und etwas 5 Minuten köcheln lassen. Mit klein wenig Zucker abschmecken.

5. In einem Topf Wasser erhitzen und den Kürbis blanchieren, abgießen und auf zwei Teller verteilen. Die Sauce Bolognese darüber gießen, mit dem geriebenen Parmesan bestreuen und mit den restlichen Sellerie-Blättern und Basilikum-Blättern garnieren.

Zucchini-Nudeln mit Fleischbällchen in Tomatensauce

Zutaten für 2 Portionen

250 g Hackfleisch
2 Zucchini, mittelgroß
1 Dose Tomaten in Stücke
2 Zwiebeln, fein gehackt
3 Knoblauchzehen, fein gehackt
Olivenöl
50 g Sojajoghurt
2 EL italienische Kräuter
Salz, Pfeffer
1 Hand voll Mandelblättchen

Zubereitung

1. In einer Pfanne 1 EL Öl erhitzen, die Hälfte der fein gehackten Zwiebel und die Hälfte vom gehackten Knoblauch darin glasig dünsten, 1 EL der Kräuter dazu geben und zur Seite stellen.

2. In einer Schüssel das Hackfleisch mit dem Joghurt verkneten, das Zwiebel-Gemisch darunter mengen und mit Salz und Pfeffer abschmecken. Aus der Masse Bällchen formen.

3. Das Ofenrohr auf 180 Grad vorheizen.

4. Die Zucchini waschen und durch den Spiralschneider drehen. Auf ein Backblech verteilen.

5. In der Pfanne 1 EL Öl erhitzen und darin den restlichen Knoblauch glasig rösten. Dieses über Zucchini-Nudeln leeren und im vorgeheizten Rohr etwa 5 Minuten backen.

6. Das Backrohr ausschalten und auf einem freien Platz auf dem Backblech die Mandelblättchen streuen.

7. Inzwischen in der Pfanne 2 EL Öl erhitzen, die Fleisch-Bällchen rund herum etwa 5 Minuten lang braun anbraten, herausnehmen und warm stellen.

8. Im restlichen Öl die restliche Zwiebel glasig dünsten, die Tomaten hinzufügen und mit Salz und Pfeffer würzen. Falls notwendig etwas Wasser dazu geben. Die Fleischbällchen in diese Sauce einlegen und das Ganze etwa 5 Minuten köcheln lassen.

9. Die Zucchini-Nudeln auf die Teller verteilen, daneben die Fleisch-Bällchen und darüber die Tomatensauce gießen. Mit den Mandelblättchen bestreuen.

Schweinemedaillons auf Gemüse-Nudeln

Zutaten für 2 Portionen

300 g Schweinslunge

1 Rote Beete

1 Zucchini, mittelgroß

1 Sellerieknolle, klein

1 Zwiebel, fein gehackt

200 ml Schlagsahne

1 EL Öl

Salz, Pfeffer

Zubereitung

1. Das Backrohr auf 180 Grad vorheizen.

2. Die Rote Beete und die Sellerieknolle schälen und durch den Spiralschneider drehen. Die Zucchini waschen und durch den Spiralschneider drehen.

3. Die Gemüse-Nudeln in einer Auflaufform verteilen,

salzen und pfeffern und im Backrohr garen lassen.

4. Die Schweinslunge in 6 gleich große Stücke schneiden, salzen und pfeffern.

5. In einer Pfanne das Öl erhitzen und die Medaillons auf jeder Seite anbraten. Herausnehmen und über die Gemüse-Nudeln anrichten. Im Backrohr weiter garen lassen.

6. In der Pfanne die fein gehackte Zwiebel anrösten, mit der Schlagsahne ablöschen und kurz einkochen lassen. Nach Bedarf würzen.

7. Die Sauce über die Medaillons und Gemüse-Nudeln verteilen und sofort servieren.

Überbackenes Putenschnitzel auf Zucchini-Nudeln

Zutaten für 2 Portionen

2 Putenschnitzel, je nach Größe 4 kleinere

200 g Gouda

200 g Tomaten, in Scheiben geschnitten

2 Zucchini, mittlere Größe

2 EL Olivenöl

Salz, Pfeffer, Muskat, Paprika

Zubereitung

1. Das Backrohr auf 180 Grad vorheizen.

2. Die Schnitzel flachklopfen und mit Salz, Pfeffer, Muskat und Paprika würzen.

3. In einer Pfanne 1 EL Öl erhitzen und die Schnitzel auf beiden Seiten braun anbraten. Herausnehmen, auf ein Backblech geben, mit den Tomaten belegen und den Gouda darüber reiben. Im Backrohr garen lassen, bis der

Käse schön geschmolzen ist.

4. Inzwischen die Zucchini waschen und durch den Spiralschneider drehen. In der Pfanne das restliche Öl erhitzen und die Zucchini-Nudeln darin kurz anrösten, mit Salz und Pfeffer würzen.

5. Beides zusammen auf Teller anrichten.

Avocado in Ei und Schinken mit Karotten-Nudeln

Zutaten für 2 Portionen

2 Avocados

2 Karotten, groß

200 g Schinken, in Streifen geschnitten

4 Eier

1 EL Olivenöl

1/8 l Gemüsefond

Salz, Pfeffer

Zubereitung

1. Die Avocados waschen, entkernen und mittig etwas aushöhlen.

2. In einer Pfanne das Öl erhitzen und die Schinkenstreifen darin anbraten. Diese dann herausnehmen und den Bratenrückstand mit dem Gemüsefond ablöschen. Kurz einreduzieren und die halbierten Avocados in die Pfanne setzen.

3. In jede Avocado-Hälfte ein Ei einschlagen und die Schinkenstreifen darüber verteilen. Salzen und pfeffern. Die Pfanne abdecken, die Herdplatte ausschalten und das Ganze ziehen lassen.

4. Die Karotten schälen und durch den Spiralschneider in ganz feine Nudeln drehen.

5. Die Avocados auf zwei Teller anrichten und Karotten-Nudeln als Beilage garnieren. Mit etwas Öl die Karotten beträufeln.

Asia-Pfanne mit Rindfleisch

Zutaten für 2 Portionen

200 g Rinderfilets

200 g Champignon

1 Brokkoli, mittelgroß

2 Karotten

2 Knoblauchzehen, fein gehackt

4 EL Sojasauce

2 EL Sesamöl

Salz, Pfeffer, Chiliflocken

Zubereitung

1. Das Fleisch in Streifen schneiden. Die Champignons putzen und in Streifen schneiden.

2. Die Brokkoli-Röschen vom Strunk lösen, den Strunk durch den Spiralschneider drehen.

3. Die Karotten schälen und sehr dünn durch den

Spiralschneider drehen, zur Seite stellen und mit etwas Sesamöl beträufeln.

4. In einer Pfanne etwas Öl erhitzen und darin die Rindfleischstreifen anbraten. Den fein gehackten Knoblauch hinzufügen, die Brokkoli-Röschen und die Champignons und das Ganze mit der Sojasauce, Salz, Pfeffer und Chili abschmecken. Garen lassen.

5. In einem Topf mit Wasser die Zucchini-Nudeln blanchieren, zusammen mit dem Pfanneninhalt auf Teller anrichten und obenauf mit den Karotten-Nudeln garnieren.

Gefüllte Putenschnitzel mit Sellerie-Nudeln und Blattspinat

Zutaten für 2 Portionen

2 Putenschnitzel, je nach Größe 4 kleinere

2-4 Scheiben Schinken, mager

200 g Blattspinat

1 Sellerieknolle, klein

1 Stängel Salbei

1 Zwiebel, fein gehackt

2 EL Olivenöl

3 TL Balsamico-Essig „Crema“, rot

Salz, Pfeffer

Zubereitung

1. Das Backrohr auf 100 Grad vorheizen.

2. Die Putenschnitzel flachklopfen und mit je einer Scheibe Schinken belegen.

3. Den Stängel Salbei waschen und trocken tupfen. Auf eine Schinkenseite 2 Salbei-Blätter geben, das Fleisch zusammenlegen und mit Zahnstocher zustecken. Die Schnitzel auf der Außenseite salzen und pfeffern.

4. Den Blattspinat waschen und trocken tupfen. Den Sellerie schälen und durch den Spiralschneider drehen.

5. In einer Pfanne das Öl erhitzen, die Putenschnitzel auf beiden Seiten braun anbraten. Auf einem Backblech im Backrohr warm stellen und fertig garen lassen.

6. In der Pfanne die gehackte Zwiebel glasig rösten und den Spinat zugeben. Immer wieder durchrühren und weich dünsten. Mit Salz und Pfeffer abschmecken.

7. In einem Topf Wasser zum Kochen bringen, salzen und darin die Sellerie-Nudeln bissfest ziehen lassen. Abseihen.

8. Auf den Teller den Spinat anrichten, darauf die Sellerie-Nudeln verteilen, daneben die Putenschnitzel und diese mit dem Balsamico „Crema“ beträufeln.

Gefüllte Tomaten überbacken mit Zucchini-Nudeln

Zutaten für 2 Portionen

4 Tomaten, groß

3 Zucchini, mittlere Größe

6-8 Champignons

1 Zwiebel

150 g Ziegenkäse

150 g Schinken, mager

Olivenöl, Salz, Pfeffer

Zubereitung

1. Das Backrohr auf 180 Grad vorheizen.

2. Die Tomaten waschen, den „Deckel“ abschneiden und vorsichtig aushöhlen.

3. Die Champignons putzen und in kleine Würfel schneiden, die Zwiebel fein hacken, Schinken in kleine Streifen schneiden und den Ziegenkäse zerbröseln. Diese

Zutaten in einer Schüssel vermischen und mit Salz und Pfeffer würzen.

4. Die Tomaten mit der Mischung füllen und in eine, mit Öl ausgestrichene Auflaufform setzen. Diese im Backrohr etwa 20 Minuten lang backen.

5. Inzwischen die Zucchini waschen und durch den Spiralschneider drehen.

6. In einer Pfanne etwas Öl erhitzen, die Zucchini-Nudeln darin anbraten und kurz ziehen lassen. Mit Salz und Pfeffer würzen und zusammen mit den überbackenen Tomaten anrichten.

Rote Bete-Nudeln im Gulasch, süß-sauer

Zutaten für 4 Portionen

800 g Rindergulasch

3 rote Bete

50 g Tomatenmark

2 Knoblauchzehen, fein gehackt

1 EL Ingwer, frisch gerieben

3 Stängel Rosmarin

3 Zweige Thymian

3 Stängel Dill

2 Lorbeerblätter

½ l Gemüsefond

2 EL Olivenöl

Saft einer Zitrone

Salz, Pfeffer

Zubereitung

1. Das Fleisch in mundgerechte Stücke schneiden. Die Kräuter sehr fein hacken und die Fleischstücke darin

wälzen. Mit Öl beträufeln, salzen und pfeffern.

2. In einer Pfanne das marinierte Fleisch scharf anbraten, das Tomatenmark einrühren und etwas einziehen lassen. Mit dem Gemüsefond ablöschen und das Ganze gut 1 ½ Stunden bei geschlossenem Deckel leicht köcheln lassen.

3. Die rote Bete schälen und durch den Spiralschneider drehen. Mit Zitronensaft beträufeln. Wenn das Fleisch schön weich ist, die Rote Bete-Nudeln hinzufügen, mit Salz und Pfeffer noch einmal abschmecken und bei ausgeschaltener Herdplatte etwa 5 Minuten nachziehen lassen.

Gemüsenudeln mit Fisch

Kürbis-Nudeln „Kabeljau in Salbeibutter"

Zutaten für 2 Portionen

1 Kürbis

2 Kabeljaufilets

2 EL Olivenöl

10 Salbeiblätter, frisch

50 g Butter

Salz, Pfeffer, etwas Zitronensaft.

Zubereitung

1. Das Backrohr auf 200 Grad vorheizen.

2. Den Kürbis schälen (und wenn nötig entkernen) durch den Spiralschneider drehen, auf einem Backblech verteilen und mit etwas Öl beträufeln. Etwa 8 Minuten im Rohr backen.

3. Inzwischen in einem Topf die Butter zerlassen. Die Salbeiblätter waschen, gut abtupfen und der Butter hinzufügen. Unter ständigem Rühren beides leicht bräunen lassen. Sauce zur Seite stellen.

4. In einer Pfanne das restliche Öl erhitzen und die Kabeljaufilets etwa 2 Minuten auf jeder Seite goldbraun anbraten. Mit Salz, Pfeffer und Zitronensaft nach Belieben abschmecken.

5. Die Kürbis-Nudeln aus dem Rohr nehmen und in der Salbei-Butter-Sauce durchmischen. Auf die Teller anrichten, zusammen mit dem Kabeljau-Filet und servieren.

Fischfilet mit Gemüse-Nudeln

Zutaten für 2 Portionen

300 g Fischfilets

2 Zucchini, mittelgroß

1 Brokkoli

6-8 Cocktail-Tomaten

1 Zwiebel, groß

100 ml Schlagsahne

200 ml Weißwein

50 g Butter

2 EL Olivenöl

1 EL italienische Kräuter

Salz, Pfeffer

Zubereitung

1. Die Brokkoli-Röschen vom Strunk entfernen und in kleine Stückchen teilen.

2. Den Strunk glätten und durch den Spiralschneider

drehen.

3. Die Zucchini waschen und durch den Spiralschneider drehen. Zum Abtropfen auf ein Küchenpapier legen.

4. In einem Topf Wasser erhitzen, salzen und die Brokkoli-Nudeln darin 2 Minuten bissfest garen. Abtropfen lassen. Dann die Brokkoli-Röschen 5 Minuten bissfest garen.

5. Die Zwiebel kleinwürfelig schneiden, die Tomaten halbieren oder vierteln.

6. In einer Pfanne das Öl erhitzen und Zwiebel glasig rösten. Die Zucchini-Röschen hinzufügen, ebenso die Tomaten. Mit Salz, Pfeffer und den Kräutern abschmecken.

7. Die Fischfilets pfeffern. In einer Pfanne die Butter erhitzen und den Fisch von beiden Seiten goldbraun anbraten. Das Tomaten-Brokkoli-Gemisch und die Brokkoli-Nudeln hinzufügen und das Ganze mit Weißwein und Sahne ablöschen. Etwa 5 Minuten köcheln lassen.

8. Die Fischfilets mit den Gemüse-Nudeln auf Teller anrichten.

Salat „Zucchini mit Fisch“

Zutaten für 4 Portionen

200 g Fischfilet

2 Zucchini, klein

1 Zwiebel, klein, in Ringe geschnitten

Saft einer halben Zitrone

3 EL Öl

3 EL saure Sahne

1 Bund Salatkräuter, frisch

Salz, Pfeffer

Zubereitung

1. Die Fischfilets abspülen, trocken tupfen und leicht salzen. Mit etwas Zitronensaft beträufeln.

2. In einer Pfanne 1 EL Öl erhitzen und den Fisch darin dünsten lassen. Herausnehmen, zur Seite stellen und abkühlen lassen.

3. Die Zucchini waschen und durch den Spiralschneider drehen. Die Kräuter waschen, trocken tupfen und fein hacken.

4. In der Pfanne das restliche Öl erhitzen, die Zwiebelringe und Zucchini-Nudeln kurz anbraten und in eine Schüssel geben. Mit Salz, Pfeffer und etwas Zitronensaft würzen und die gehackten Kräuter untermengen.

5. Für das Dressing die saure Sahne, etwas Zitronensaft und das restliche Öl verrühren, mit Salz und Pfeffer abschmecken. Das Dressing über das Zucchini-Nudel-Gemisch gießen.

6. Die ausgekühlten Fischfilets in mundgerechte Stücke schneiden, locker unter die Nudeln mengen und auf die Teller verteilen.

Salat „Gurken-Nudeln in Räucherlachs“

Zutaten für 4 Portionen

500 g Räucherlachs

3 Gurken

250 g Sojajoghurt

Saft einer halben Zitrone

Petersilie, frisch gezupft

Salz, Pfeffer

Zubereitung

1. Die Gurken waschen und durch den Spiralschneider drehen. Joghurt, Zitronensaft, Salz und Pfeffer in einer Schüssel verrühren und Gurken-Nudeln darin unterheben.

2. Den Räucherlachs in gleich große Streifen schneiden, zusammendrehen und in die Gurken garnieren. Frisch gezupfte Petersilie darüber streuen.

Kalte Platte mit Gemüse-Nudeln und Thunfisch-Tomaten

Zutaten für 2 Portionen

1 Dose Thunfisch

4 Tomaten, mittelgroß

½ Zwiebel, klein gehackt

2 EL Sojajoghurt

Salz, Pfeffer

1 Handvoll Salatblätter oder Feldsalat

2 Karotten

½ Fenchelknolle

1 Kohlrabi, klein

2 EL Zitronensaft

1 Prise Stevia

Salz, Pfeffer

Zubereitung

1. Den Thunfisch abtropfen lassen und in eine Schüssel geben, zusammen mit der klein gehackten Zwiebel, dem

Sojajoghurt und mit Salz und Pfeffer abschmecken.

2. Die Tomaten waschen, den „Deckel“ entfernen und vorsichtig mit einem Löffel aushöhlen. Anschließend mit der Thunfischmasse befüllen und beiseitestellen.

3. Die Fenchelknolle in dünne Streifen schneiden. Die Karotten und den Kohlrabi schälen und durch den Spiralschneider drehen. Die Gemüse-Nudeln mit Zitronensaft, Stevia, Salz und Pfeffer abmischen.

4. Auf zwei Teller die Tomaten und die Nudeln anrichten. Mit dem gewaschenen Feldsalat garnieren.

Zucchini-Nudeln mit Garnelen und Tomaten

Zutaten für 4 Portionen

3 Zucchini, mittlere Größe

350 g Cocktailtomaten

500 g Garnelen, tiefgekühlt

1 Zwiebel, groß, fein gehackt

2 Knoblauchzehen, fein gehackt

1 EL Basilikum-Blätter, gerebelt

Saft einer halben Zitrone

1 EL Butter

3 EL Olivenöl

1 Schuss Weißwein

Salz, Pfeffer(flocken)

Zubereitung

1. Die Garnelen antauen lassen.

2. Die Zucchini waschen und durch den Spiralschneider drehen.

3. In einer Pfanne 1 EL Öl erhitzen und die angetauten Garnelen rein geben. Mit Salz und Pfeffer würzen und etwa 3 Minuten anbraten. Wenn sie rosafarben sind aus der Pfanne nehmen. Zur Seite stellen.

4. In der Pfanne die gehackte Zwiebel glasig rösten, den gehackten Knoblauch hinzufügen und mit etwas Weißwein ablöschen.

5. Die Tomaten waschen, trocken tupfen und in die Pfanne zum Zwiebel-Gemisch geben, köcheln lassen bis die Tomatenhaut aufplatzt. Nun die Garnelen dazu fügen, diese mit Zitronensaft beträufeln, 1 EL Butter dazu, mit Salz und Pfeffer würzen und alles miteinander verrühren und erhitzen, bis die Butter verschmolzen ist.

6. Inzwischen in einer weiteren Pfanne 2 EL Öl erhitzen und die Zucchini-Nudeln darin kurz andünsten. Diese dann locker unter die Garnelen und Tomaten mischen und mit den gerebelten Basilikum-Blättern garnieren.

Kürbis-Nudeln mit Lachs und Tomaten

Zutaten für 2 Portionen

150 g Lachs

250 g Kürbis

1 kleine Stange Lauch

7 Kirsch-Tomaten

1 Zwiebel, rot

2 EL Öl

Salz, Pfeffer, Chili

Zubereitung

1. Den Lachs in größere Würfel schneiden, die Zwiebel in Ringe, ebenso den Lauch in sehr feine Ringe. Den Kürbis schälen, falls nötig entkernen und durch den Spiralschneider drehen.

2. In einer Pfanne das Öl erhitzen und die Lachswürfel scharf anbraten. Nun die Kürbis-Nudeln und Zwiebelringe dazu mischen und 2-3 Minuten ziehen lassen.

3. Die Kirsch-Tomaten hinzufügen, mit Salz, Pfeffer und ein klein wenig Chili würzen und ein paar Mal durchschwenken.

4. Auf zwei Teller anrichten und mit den Lauchringen garnieren.

Überbackener Fisch in Brokkoli

Zutaten für 3 Portionen

3 Fischfilets

1 Brokkoli, groß

80 g Käse, gerieben

200 ml Sauerrahm

Saft einer halben Zitrone

2 EL Öl

Salz, Pfeffer

Zubereitung

1. Das Backrohr auf 180 Grad vorheizen.

2. Die Brokkoli-Röschen vom Strunk lösen. Den Strunk glätten und durch den Spiralschneider drehen.

3. In einem Topf Wasser zum Kochen bringen und die Brokkoli-Röschen kurz überkochen. Abseihen.

4. Die Fischfilets mit Zitronensaft beträufeln, salzen und pfeffern.

5. In einer Pfanne das Öl erhitzen und den Fisch kurz anbraten. Herausnehmen und in eine Auflaufform geben. Die Brokkoli-Röschen und die Brokkoli-Nudeln auf den Fisch verteilen.

6. In einer Schüssel den Sauerrahm und Käse vermischen, salzen und pfeffern und über den Brokkoli verteilen. Im Backrohr das Ganze noch etwa 15 Minuten überbacken.

Kabeljau mit Gemüse und Zucchini-Nudeln

Zutaten für 4 Portionen

800 g Kabeljaufilets

1 Zucchini, mittelgroß

1 Fenchelknolle

1 Paprika, rot

2 EL Olivenöl

4 schwarze Oliven

Salz, Pfeffer, grünes Pesto

Zubereitung

1. Die Zucchini waschen und durch den Spiralschneider drehen. Den Fenchel putzen und in dünne Scheiben schneiden. Den Paprika waschen und in Streifen schneiden. Die Oliven in Ringe schneiden.

2. In einer Pfanne das Öl erhitzen und Fenchel und Paprika kurz anbraten. Salzen und pfeffern. Die Herdplatte zurückschalten.

3. Die Fischfilets in gleich große Stücke schneiden, salzen und pfeffern und auf das Gemüse verteilen. Die Zucchini-Nudeln wiederum auf den Fisch verteilen und die Oliven darüber streuen. Zwischendrin das Pesto in kleinen Häufchen setzen und zugedeckt in der Pfanne das Ganze auf kleiner Hitze etwa 15 Minuten lang schmorren lassen.

Zucchini-Nudeln-Gratin auf Lachs

Zutaten für 4 Portionen

2 Zucchini, mittelgroß

4 Lachsfilets

2 EL Olivenöl

Salz, Pfeffer

4 Eier

200 ml Schlagsahne

100 ml Sojamilch

Zubereitung

1. Das Backrohr auf 180 Grad vorheizen.

2. Die Zucchini waschen und durch den Spiralschneider drehen. Die Zucchini-Nudeln in eine befettete Auflaufform geben.

3. In einer Pfanne das Öl erhitzen und die Lachsfilets beidseitig anbraten. Die Filets zwischen die Zucchini-

Nudeln einbetten.

4. Für das Gratin Eier, Sahne und Milch verquirlen, salzen und pfeffern und über die Zucchini-Nudeln gießen. Etwa eine halbe Stunde im Backrohr gratinieren.

Zucchini-Nudeln mit Fischleibchen

Zutaten für 4 Portionen

3 Zucchini, mittelgroß
500 g Fischfilets nach Belieben
1 Zwiebel, fein gehackt
1 Knoblauchzehe, fein gehackt
1 EL Zitronensaft
1 EL Koriander
1 EL Dill
1 TL Ingwer, frisch gerieben
Olivenöl
50 ml Schlagsahne
Salz, Pfeffer

Zubereitung

1. Die Fischfilets grob hacken und in einer Schüssel zusammen mit Zwiebel, Knoblauch, Zitronensaft, Koriander, Dill, Ingwer abmischen und mit Salz und Pfeffer würzen. Ziehen lassen und daraus Leibchen

formen.

2. In einer Pfanne Öl erhitzen und die Leibchen auf jeder Seite etwa 2-3 Minuten langsam anbraten bis sie eine schöne braune Farbe bekommen. Diese dann herausnehmen und warmhalten.

3. Inzwischen die Zucchini waschen und durch den Spiralschneider drehen. In der Pfanne den Bratenrückstand mit der Schlagsahne ablöschen, die Zucchini-Nudeln hineingeben und mit Salz und Pfeffer würzen. Kurz andünsten lassen und zusammen mit den Fischleibchen anrichten.

Lachsfilet auf Kohlrabi-Nudeln und Spargel

Zutaten für 2 Portionen

2 Lachsfilets

300 g grüner Spargel

2 Kohlrabi, groß

1 EL Dill

Olivenöl

Salz

Zubereitung

1. Die Kohlrabi schälen und durch den Spiralschneider drehen.

2. In einer Pfanne Öl erhitzen und die Lachsfilet auf der Hautseite anbraten, wenden und zugedeckt, je nach Filetstärke, etwa 15 Minuten braten lassen.

3. Inzwischen in einem Topf Wasser zum Kochen bringen. Die Spargelenden abschneiden und den Spargel im heißen

Wasser 3 Minuten garen lassen. Nun die Kohlrabi-Nudeln hinzufügen und zusammen mit dem Spargel im Wasserdampf bissfest fertig garen. Abseihen.

4. Auf zwei Teller das Gemüse anrichten, die Lachsfilet darüberlegen, mit Dill und Salz bestreuen.

BONUS 1:

15 weitere Rezepte zur Low-Carb-Diät

Kokos-Gemüse-Suppe mit Erdnüssen

Zutaten für 2 Portionen

200 g Zucchini

150 g Kürbis oder Möhren

100 g braune Champignons

½ Bund Frühlingszwiebel

½ rote Paprika

200 ml Kokosmilch

1 EL Öl

1 Zehe Knoblauch

1 TL Curry

1 TL frisch geriebener Ingwer

250 ml Gemüsebrühe (möglichst ohne Hefe)

1 EL Sojasauce

1 TL Kurkuma

½ Stängel Zitronengras

1 TL Sesamöl

Meersalz und Pfeffer nach Geschmack

2 EL Erdnüsse, grob gehackt

1 EL Mungobohnenkeimlinge

Zubereitung

1. Putzen Sie das Gemüse und schneiden Sie es in mundgerechte Würfel. Hacken Sie den Knoblauch fein. Schneiden Sie die Frühlingszwiebeln in Ringe.

2. Erhitzen Sie das Öl in einem großen Suppentopf braten Sie den Kürbis darin an.

3. Danach die Frühlingszwiebel-Ringe, den Knoblauch, das restliche Gemüse sowie das Zitronengras, den Ingwer, den Kurkuma und das Curry hinzugeben und kurz mit andünsten.

4. Anschließend löschen Sie die Mischung mit der Gemüsebrühe und der Kokosmilch ab und lassen alles

kurz aufkochen.

5. Reduzieren Sie die Hitze und lassen Sie die Suppe bei kleiner Flamme köcheln.

6. Schmecken Sie die Suppe mit Sesamöl und Sojasauce ab.

7. Wenn die Suppe sämig wird, aber das restliche Gemüse knackig ist, geben Sie die Mungobohnenkeimlinge hinzu. Vom Herd nehmen.

8. Entfernen Sie den Zitronengrasstiel.

9. Bestreuen Sie die Suppe pro Portion mit einem Esslöffel Erdnüssen und servieren Sie das Gericht.

Suppe mit Curry und roten Linsen

Zutaten für 4 Portionen

800 ml klassische Gemüsebrühe

4 EL Joghurt mit 0,1 % Fett

4 TL Currypulver

2 kleine Stangen Staudensellerie

1 Prise Salz und Pfeffer

80 g rote Linsen

Zubereitung

1. Linsen und Brühe in einen Topf geben und aufkochen. Currypulver hinzufügen und den Topf zudecken. Bei kleiner Hitze alles für 6 Minuten garen.

2. Inzwischen den Staudensellerie waschen, putzen und nach Gegebenheit entfädeln. Das Selleriegrün zur Seite legen.

3. Danach den Sellerie in circa 5 mm dünne Scheiben

schneiden, den Linsen beifügen, den Topf zudecken und weitere 3-4 Minuten garen.

4. Selleriegrün abspülen, abtrocknen, putzen und in grobe Streifen schneiden.

5. Die Curry-Linsensuppe mit Salz und Pfeffer würzen und abschmecken. Alles mit Selleriegrün bestreuen. Schlussendlich mit dem Joghurt anrichten.

Tomatensuppe mit Garnelen

Zutaten für 4 Portionen

2 kleine Orangen

150 g kleine Tiefseegarnelen (küchenfertig)

2 Messerspitzen Cayennepfeffer

800 g Tomaten (Dose oder Tetrapak)

200 ml Kokosmilch (9 % Fett)

200 ml klassische Gemüsebrühe

2 Frühlingszwiebeln

Salz

Zubereitung

1. Orange in Hälften schneiden und den Saft auspressen. Orangensaft mit Cayennepfeffer und Garnelen verquirlen.

2. Tomatenstückchen mit Brühe und Kokosmilch in einem Topf vermengen. Das Gemisch aufkochen und bei kleiner Hitze für 5 Minuten köcheln lassen.

3. In der Zwischenzeit die Frühlingszwiebel waschen, putzen, trockentupfen und in sehr dünne Ringe schneiden.

4. Die Garnelen zusammen mit dem Orangensaft der Suppe hinzufügen und erhitzen. Die Suppe mit Salz und optional mit einer Prise Cayennepfeffer abschmecken.

5. Die Tomaten-Kokos-Suppe in Suppenschalen oder – teller füllen. Mit den Frühlingszwiebeln bestreuen und servieren.

Hähnchenbrust mit Kräuterbutter

Zutaten für 2 Portionen

2 Stücke Hähnchenbrust

30 ml Butter oder Olivenöl

1 Prise Salz und Pfeffer

Kräuterbutter

1 Knoblauchzehe

150 g Butter

4 Esslöffel gehackte, frische Petersilie

½ Teelöffel Knoblauchpulver

½ Teelöffel Salz

1 Teelöffel Zitronensaft

Blattgemüse, zum Beispiel Babyspinat

Zubereitung

1. Nehmen Sie die Butter aus dem Kühlschrank und erwärmen Sie diese auf Raumtemperatur.

2. Mischen Sie alle Zutaten gründlich in einer kleinen

Schüssel und lassen Sie diese eine Weile ziehen.

3. Das Fleisch mit Salz und Pfeffer würzen und in Butter oder Öl bei mittlerer Hitze braten, bis es durchgegart ist.

4. Servieren Sie das Gericht auf einem Blatt Blattgemüse und streichen Sie eine großzügige Menge Kräuterbutter darauf.

5. Sie können die Butter im Voraus zubereiten und bis zu 3 Tage im Kühlschrank aufbewahren. Diese Butter passt auch sehr gut zu anderem Fleisch, wie Rindsteak oder Putenfleisch.

Curryreis mit Bananen und Hackfleisch

Zutaten für 4 Portionen

2 Beutel Reis (10-Minuten-Reis)

2 EL extra scharfe Currypaste

500 g gemischtes Hackfleisch

1 EL Honig

2 EL Butter

4 Bananen

Zubereitung

1. In einer großen Pfanne das Hackfleisch gut braten lassen. Die Currypaste beifügen und mit etwas Wasser aufgießen.

2. In der Zwischenzeit den Reis kochen.

3. Bananen schälen und in Scheiben schneiden. Diese anschließend bei mittlerer Hitze in Butter anbraten und mit einem Schuss Honig süßen. Sobald die Bananen

Farbe annehmen, zum Hackfleisch in die Pfanne hinzugeben und vorsichtig unterheben. Schlussendlich den Reis beifügen und umrühren.

Forellenfilet mit Kresse

Zutaten für 4 Portionen

4 EL Kresse

4 geräucherte Forellen

Für die Gewürzmischung:

1 TL Thymian, gerebelt

1 TL rosa Beeren

1 TL Meersalz

2 Prisen Muskat

1 TL bunter Pfeffer

1. Die Köpfe, Haut und Gräten der Forellen vorsichtig entfernen.

2. Im Mörser die Gewürze zerstoßen und die Forellenfilets mit der Gewürzmischung bestreuen.

3. Mit der Reibe die Muskatnuss abreiben und ebenso über

die Forellenfilets streuen. Zum Abschluss die Forellenfilets noch mit der Kresse und den Rosa Beeren würzen und alles servieren.

Kabeljau und Reis mit Dill-Curry-Honig-Sauce

Zutaten für 2 Portionen

50 ml Milch

250 ml Sahne

2 TL Dill, getrocknet

2 TL Honig

2 EL Zitronensaft oder Limettensaft

½ TL Currypulver (Masala-Curry)

½ Knoblauchzehe

½ Zwiebel

1 TL Pfeffer

1 EL Brühe

1 Prise Salz

1 Prise Zucker

etwas hellen Saucenbinder

2 Kabeljaufilets

2 EL Öl

Zubereitung

1. Waschen und würzen Sie die Kabeljaufilets mit etwas Pfeffer und Curry und braten Sie diese im Anschluss. Dabei ist es wichtig, dass Sie zuerst 2 Esslöffel Öl in einer beschichteten Pfanne erhitzen. Lassen Sie die Filets noch auf Küchenpapier abtropfen, im Anschluss geben Sie die Filets in die Pfanne. Braten Sie die erste Seite bei mittlerer Temperatur für 3 Minuten, bis diese eine goldbraune Farbe erreichen. Wenden Sie die Filets und braten Sie die andere Seite ebenfalls für 3 Minuten.

2. Während der Fisch in der Pfanne brät, schneiden Sie die Zwiebel und den Knoblauch in feine Würfel.

3. Ist der Kabeljau fertig gebraten, nehmen Sie die Filets aus der Pfanne, legen sie auf einen Teller und geben nun die Zwiebelwürfel gefolgt vom Knoblauch in die Pfanne. Braten Sie beides für etwa 1 bis 2 Minuten im verbliebenen Fett an, bis die Zwiebeln glasig sind.

4. Danach die Milch und die Sahne hinzugeben. Die Sauce köcheln lassen.

5. Geben Sie den Honig, Dillspitzen, Curry, Brühe und Zitronensaft hinzu.

6. Fügen Sie nun den hellen Soßenbinder dazu, um die Sauce zu verdicken. Mit Zucker, Salz und Pfeffer nach Belieben abschmecken.

7. Im letzten Schritt lassen Sie die Sauce für einige Minuten ziehen. Währenddessen dürfen Sie auch den Fisch wieder in die Sauce geben, damit er wieder heiß wird.

8. Reis passt sehr gut zu diesem Gericht.

Tofu mit Soja und getrockneten Tomaten

Zutaten für 4 Portionen

200 g Tofu

10 getrocknete, eingelegte Tomaten

1 Bund Frühlingszwiebeln

2 TL Kala Namak

1 TL Kurkumapulver

2 Schuss Sojasauce

Pflanzenöl

Zubereitung

1. Den Tofu mit einem Küchentuch trocknen und mit der Gabel zerdrücken. Die Tomaten waschen und würfelig, die Frühlingszwiebel in Scheiben schneiden.

2. In einer Pfanne einen Schuss Pflanzenöl erhitzen und den Tofu an den Rändern knusprig braten. Mit dem Kala Namak und Kurkumapulver vermengen. Die Tomatenstücke und Frühlingszwiebeln beifügen und 3

Minuten mitbraten. Alles mit der Sojasauce ablöschen und das Gericht sofort servieren.

Würzige Pfanne mit Tomaten, Pilzen und Bohnen

Zutaten für 4 Portionen

2 mittelgroße Schalotten, grob gewürfelt

4 EL Pflanzenöl (Raps oder Sonnenblume)

3 EL Tomatenmark

1 EL Margarine

285 g Mais, abgetropft

1 Messerspitze Chiliflocken

1 Dose Kidneybohnen, inkl. Flüssigkeit aus der Dose

3 Zehen Knoblauch, fein gewürfelt

1 Prise Salz und Pfeffer

$^{1}/_{2}$ TL Paprikapulver, edelsüß

10 Champignons, geviertelt

6 Cherrytomaten, geviertelt

1 Zweig Rosmarin, gehackt

nach Belieben glatte, mittelfein gehackte Petersilie als Deko

Zubereitung

1. Zuerst das Öl in der Pfanne bei großer Hitze heiß werden lassen. Beim Erhitzen einen Schalottenwürfel in die Pfanne geben. In dem Moment, wo sich am Schalottenwürfel Blasen bilden zunächst die Butter zum Schmelzen und dann den Knoblauch und die Schalotten in die Pfanne legen. Sobald beides glasig geworden ist, das Tomatenmark hinzufügen und kurz unter stetigem Umrühren mit anrösten. Anschließend die Champignonviertel beifügen und unter häufigerem Umrühren kurz mitanbraten. Alle Seiten der Champignons werden nur kurz angeröstet – sie sollen nicht schrumpelig werden.

2. Als nächsten Schritt die Kidney-Bohnen mit der Flüssigkeit aus der Dose, den abgetropften Mais und den Rosmarin zur Mischung hinzufügen und gründlich umrühren. Die Hitze um 75 % reduzieren und mit einer Prise Salz und Pfeffer bestreuen.

3. Anschließend die Flüssigkeit der Bohnen verkochen lassen, bis der gewünschte Grad an Dickflüssigkeit erreicht ist. Daraufhin die Hitze wiederum um die

Hälfte reduzieren und den Paprika und die Cherrytomaten zufügen. Die Tomaten sollen nicht verkochen, sondern nur kurz warm werden.

4. Schlussendlich das Gemisch mit Chili, Salz und Pfeffer abschmecken. Der Chili soll hierbei vorerst nur sparsam verwendet werde, im Anschluss kann das Gericht dann schrittweise auf die gewünschte Schärfe eingestellt werden. Die gewünschte Menge an Chili kann anschließend schriftlich vermerkt werden.

5. Das Gericht servieren und nach Belieben mit Petersilie bestreuen.

Champignon-Ragout mit Reis

Zutaten für 2 Portionen

150 g Champignons, gewaschen und in dünne Scheiben geschnitten
1 kleine Zwiebel, geschält und gewürfelt
1 Knoblauchzehe, fein gehackt
100 g Reis
1 EL Hefeflocken
1 Schuss Pflanzencreme
80 ml Wasser
½ TL Gemüsebrühe
1 EL gehackte Petersilie (tiefgefroren oder frisch)
1 Prise Salz, Pfeffer und Muskat
1 Schuss Olivenöl

Zubereitung

1. Den Reis nach Packungsanleitung kochen und die Zwiebel und den Knoblauch im Öl glasig anbraten.

2. Champignons nach kurzer Zeit hinzufügen und mit anbraten. Wenn die Champignons beginnen etwas Wasser abzusondern, geben Sie die Gemüsebrühe dazu. Lassen Sie die Brühe für etwa 5 Minuten köcheln.

3. Am Ende geben Sie die Pflanzencreme und die Hefeflocken dazu und lassen die Brühe unter stetigem Umrühren weiter köcheln, bis die Sauce etwas eindickt. Würzen Sie nach Geschmack und geben Sie die frische Petersilie dazu.

Vollkorn-Risotto mit Kräutern, Frischkäse und Tomaten

Zutaten für 4 Portionen

10 Tomaten
Kräuter, z. B. Majoran, Oregano, Basilikum oder Kräuter der Provence
1 Prise Salz und Pfeffer
6 EL Frischkäse
2 Beutel Vollkornreis

Zubereitung

1. Den Vollkornreis nach Packungsanleitung kochen. Währenddessen die Tomaten pürieren und in eine große Pfanne geben.

2. Den Reis zu den Tomaten in die Pfanne geben, sobald er fertig gekocht ist. Alles bei mittlerer Hitze zum Köcheln bringen. Den Frischkäse beifügen und alles einmal umrühren.

3. Zum Schluss das Gericht mit Kräutern, Salz und Pfeffer abschmecken, und servieren.

Veganes Gulasch mit Tofu

Zutaten für 2 Personen

250 g Räuchertofu

200 ml Tomatensoße

4 große Kartoffeln

3 EL Olivenöl

¼ Liter Wasser

1 mittelgroße Zwiebel

1 rote Paprika

3 EL Paprikapulver

1 EL Kreuzkümmelsamen

2 EL Gemüsebrühe-Pulver

½ TL Chiliflocken

1 EL getrocknete Petersilie

1 Knoblauchzehe

1 EL frische Petersilie

1 Prise Salz und Pfeffer

Zubereitung

1. Die Zwiebel, Knoblauch, Kartoffeln, Räuchertofu und Paprika klein würfeln.

2. Das Öl in einer großen Pfanne erhitzen. Die Zutaten leicht anbraten. Geben Sie etwas mehr Öl hinzu und geben Sie das Wasser in die Pfanne.

3. Das Gemüsebrühe-Pulver hinzufügen und bei mittlerer Hitze für etwa 5 Minuten köcheln lassen, indem Sie die Speise ab und zu verrühren.

4. Danach die Kümmelsamen, getrocknete Petersilie, Paprikapulver, und Tomatensauce zur Speise in die Pfanne geben. Bei Bedarf auch noch mehr Wasser hinzufügen. Lassen Sie die Brühe noch einmal für einige Minuten köcheln.

5. Ist das Gulasch zu flüssig, kochen Sie es noch etwas länger, dann geben Sie etwas Stärkepulver dazu, um es zu verdicken. In etwas Wasser vorher einrühren um zu vermeiden, dass Klumpen entstehen.

6. Sobald die Kartoffeln durch sind, das Gulasch noch mit Salz, Pfeffer und Chili abschmecken.

Würziger Spinat mit Karotten und Basmatireis

Zutaten für 2 Portionen

2 große Karotten

½ TL Koriander

1 EL Kokosnussöl

1 Prise Chili

100 g Basmati-Reis

½ EL Ingwerpulver

2 Handvoll Babyspinat

100 ml Kokosnussmilch

1 EL Gemüsesuppenpulver (oder ½ Gemüsesuppenwürfel)

½ EL Kurkumapulver

100 g gelbe Linsen

500 g Wasser

Salz und Pfeffer nach Geschmack

Zubereitung

1. Die Karotten schälen und grob würfeln. Kurz in etwas

Öl in einem großen Topf bei mittlerer Hitze anbraten. Die Gewürze hinzugeben und für 2 Minuten mitrösten. Alles sorgfältig durchmischen. Geben Sie Linsen und Reis hinzu, nochmals gut mischen bis die Gewürze sich gut entfalten.

2. Mit der Gemüsebrühe aufgießen und bei niedriger Temperatur köcheln lassen. Verrühren Sie ab und zu, um sicherzustellen, dass nichts anbrennt.

3. Die Kokosnussmilch dazugeben und eventuell noch etwas länger köcheln lassen, damit eine cremigere Konsistenz erreicht wird.

4. Die Temperatur reduzieren. Den Babyspinat grob hacken, untermischen, mit Salz und Pfeffer abschmecken und noch kurz auf dem Herd stehen lassen, bis der Spinat weich wird.

Penne mit Aubergine und Kichererbsen

Zutaten für 2 Portionen

1 große Prise Safranfäden

2 Tassen (450 ml) vegane Brühe

2 EL Olivenöl

1 große Zwiebel, grob gehackt

1 TL Kreuzkümmel, zerkleinert

2 Tassen (350 g) Aubergine, gewürfelt

1 große rote Paprika, entkernt und gehackt

400 g in Dosen gehackte Tomaten

1 TL gemahlener Zimt

1 Tasse frischen Koriander, grob gehackt

400 g Dosenkichererbsen, abgelassen und gespült

2 Tassen veganes getrocknetes Penne

1 Prise Salz und Pfeffer

Zubereitung

1. Die Safranfäden ganz kurz in einer trockenen Pfanne erwärmen, in eine kleine Schüssel geben und mit den

Händen zerbröckeln.

2. 2 Esslöffel der veganen Brühe hinzufügen.

3. Das Öl in einem großen Topf erhitzen. Dazu die Zwiebel einige Minuten anbraten.

4. Nun den Kreuzkümmel hinzufügen und für weitere 20 bis 30 Sekunden braten, dann das Gemüse, den Zimt, die Korianderstiele, die Safranflüssigkeit und den Restvorrat hinzufügen. Abgedeckt köcheln lassen.

5. Geben Sie die Kichererbsen in den Topf und würzen Sie mit Salz und Pfeffer. Für weitere 3 Minuten köcheln lassen. Den Deckel entfernen, damit die Soße weniger wird.

6. In der Zwischenzeit die Pasta für 8 bis 10 Minuten kochen lassen. Gießen Sie das Wasser durch einen Sieb ab und geben Sie die Pasta in eine Schüssel. Fügen Sie die Soße und die Hälfte der Korianderblätter hinzu. Garnieren Sie das Gericht noch mit dem restlichen Koriander. Nun können Sie die Speise servieren.

Schokopudding

Zutaten für 4 Portionen

3 TL Johannisbrotkernmehl

500 ml Milch

3 EL Kakaopulver

50 g Xucker als Ersatz für herkömmlichen Haushaltszucker

Zubereitung

1. Verquirlen Sie 50 Milliliter der Milch zusammen mit dem Brotkernmehl und dem Kakaopulver.

2. Im Anschluss wärmen Sie den Süßstoff und die Milch in einem Topf auf. Geben Sie die vermischten Zutaten in einen Topf und rühren Sie stetig um, bis alles kocht.

3. Lassen Sie das Gemisch einmal aufkochen, nehmen Sie den Topf anschließend vom Herd und verrühren Sie die Masse weiterhin, bis daraus der Pudding entsteht.

BONUS 2:
10 effektive Tipps gegen Heißhunger

Keine Sorge, das ist noch nicht alles. Als zweites Geschenk dafür, dass Sie sich für dieses Buch entschieden haben, bekommen Sie noch 10 besonders effektive Tipps gegen Heißhunger gratis mit dazu.

Ganz viel Spaß beim Ausprobieren wünsche ich Ihnen!

Nun zu den Tipps:

Tipp 1: Haben Sie immer Nothelfer parat!

Suchen Sie sich einen Nothelfer für kritische Situationen, der Sie motiviert. Das kann ein Foto aus schlanken Zeiten sein oder die Lieblingsjeans, die schon seit Jahren nicht mehr passt, die Sie aber unbedingt irgendwann wieder tragen wollen. Fühlen Sie eine Attacke nahen, schauen Sie sich die Hose im Schrank an oder holen Sie sich das Foto hervor. Oft reicht schon ein Blick darauf, und der Heißhunger ist auch schon wieder weg oder gibt sich mit einer klitzekleinen Kleinigkeit zufrieden.

Tipp 2: Essen Sie sich dreimal täglich satt!

Neueste Untersuchungen haben gezeigt, dass Abnehmwillige einen schnelleren Gewichtsverlust erzielen, wenn sie sich dreimal am Tag satt essen. Auch werden sie seltener von Heißhungerattacken heimgesucht als Menschen, die fünf bis sechs kleine Mahlzeiten zu sich nehmen, aber nie richtig satt werden. Lassen Sie also keine Mahlzeit ausfallen und essen Sie sich ohne schlechtes Gewissen richtig satt!

Tipp 3: Schlafen Sie ausreichend!

Es besteht erwiesenermaßen ein Zusammenhang zwischen Übergewicht und Schlafmangel. Hauptgrund ist, dass durch zu wenig Schlaf der Stoffwechsel durcheinander gerät und es zu einem Absinken des Sättigungshormons Leptin kommt. Dies wiederum führt zu Heißhungerattacken. Nicht übersehen sollte man auch den Fakt, dass Schlaflose einer größeren Versuchung nächtlicher Kühlschrank-Plünderungen ausgesetzt sind als diejenigen, die selig in Morpheus' Armen liegen. Sorgen Sie also für ausreichend Schlaf – 6 bis 8 Stunden pro Nacht sollten es auf jeden Fall sein!

Tipp 4: Lenken Sie sich ab!

Wenn man gerade von einer Heißhungerattacke heimgesucht wird, hat man das Gefühl, sie dauert Stunden. In Wirklichkeit dauert ein Attacke aber nur wenige Minuten. Und oft kann man sie schnell ausbremsen, wenn man sich wirksam ablenkt. Gehen Sie eine Runde um den Block, rufen Sie Ihre Mutter oder Ihre beste Freundin an. Oder erledigen Sie etwas im Haus – saugen Sie ein Zimmer oder machen Sie den Abwasch.

Tipp 5: Trinken Sie ausreichend!

Nicht selten wird Hunger mit Durst verwechselt, und eine Heißhungerattacke ist nur Ausdruck von Flüssigkeitsmangel. Trinken Sie über den Tag verteilt 2 Liter Wasser und/oder ungesüßte Kräutertees, und Sie werden bald feststellen, dass die Attacken seltener werden.

Tipp 6: Haben Sie immer Pfefferminze parat!

Haben Sie schon einmal folgendes Phänomen bemerkt? Sie haben abends nochmal einen »kleinen Hunger«, bleiben jedoch standhaft, putzen sich die Zähne und gehen ins Bett. Und stellen nach dem Zähneputzen erstaunt fest, dass der Hunger wie weggeblasen ist. »Schuld« ist die in der Zahnpasta enthaltene Pfefferminze. Sie wirkt durch ihre leichte Schärfe dem Hunger und besonders dem Verlangen nach Süßem entgegen. Wenn Sie also der Heißhunger überkommt, putzen Sie sich einfach die Zähne oder kauen Sie einen (zuckerfreien!) Pfefferminzkaugummi. Eine ähnliche Wirkung hat übrigens Zimt. Zimtrinde enthält einen Pflanzenstoff, der ebenfalls dem Heißhunger entgegenwirkt.

Tipp 7: Hin und wieder ein Cheat Day ist okay!

Eigentlich geht es ja gar nicht anders – wenn man Tage, Wochen, oder noch länger konsequent auf Süßigkeiten und leere Kohlenhydrate verzichtet, wird man früher oder später einen Heißhunger auf die »verbotenen Früchte« entwickeln. Ein zu langer Verzicht schlägt nicht selten ins genaue Gegenteil um – irgendwann kommt der Heißhunger, und man stopft alles, wo Kohlenhydrate drauf steht, wahllos in sich hinein. Warten Sie nicht, bis es so weit kommt. Statt unkontrolliert einer Heißhungerattacke nachzugeben, machen Sie lieber hin und wieder einen kontrollierten Cheat Day. Gönnen Sie sich an diesem einen Tag ganz bewusst etwas, auf das Sie sonst verzichten – sei es eine große Portion Pommes, ein großer Eisbecher oder ein Stück Torte. Und am Tag nach dem Cheat Day geht es weiter im Plan – nach der Belohnung ist die Motivation wieder da!

Tipp 8: Machen Sie das Haus sugar-proof!

Wie oft denkt man sich: »Ach eine kleine Handvoll Chips kann doch so schlimm nicht sein!« Und nach 10 Minuten ist die Tüte alle. Oder: Nur ein Stück Schokolade, dann räume ich die angebrochene Tafel ganz weit hinten in den Schrank. Und dann gibt die liebe Seele doch erst wieder Ruh, wenn die Tafel aufgegessen ist. Halten sie Ihr Haus deshalb konsequent frei von »verbotenen« Lebensmitteln und kaufen Sie auch nichts »nur für alle Fälle« nach! Es klingt wie eine Binsenweisheit, und doch ist es so einfach: Was Sie nicht haben, können Sie nicht essen!

Tipp 9: It's tea time!

Eine gute Tasse Tee kann manches Wunder wirken. Vorausgesetzt, es ist der »richtige« Tee. Das Allroundtalent Grüner Tee gilt nicht nur als vorbeugend für

Herzerkrankungen und Krebs, er gilt auch als natürlicher Appetitzügler und kurbelt die Fettverbrennung an. Ebenso hat Ingwertee nicht nur eine sättigende, sondern auch eine entschlackende Wirkung.

Tipp 10: Bewegen Sie sich ausreichend!

Bei intensivem Sport werden ähnliche Glückshormone ausgeschüttet wie beim Verzehr von süßen Speisen. Viel Bewegung ist daher eine sehr effektive Methode, um Heißhungerattacken vorzubeugen oder sie ganz schnell zu vertreiben. Es muss nicht einmal aktiver Sport sein, ein Spaziergang an frischer Luft tut es ebenso.

HABEN SIE VIELEN DANK...

...dafür, dass Sie sich für dieses Kochbuch entschieden haben. Das bedeutet mir als Autorin sehr viel! Ich hoffe sehr, dass dieses Buch Ihren Alltag erheblich erleichtern wird, Ihnen die Speisen schmecken und Sie damit in kürzester Zeit tolle gesundheitliche Resultate erzielen können.

In diesem Sinne wünsche ich Ihnen ganz viel Spaß beim Ausprobieren, Zubereiten und Genießen der Rezepte, und alles erdenklich Gute auf Ihrem weiteren Lebensweg!

Ihre Elodie Feldermann

HAFTUNGSAUSSCHLUSS

Die Inhalte dieses Buches wurden anhand von anerkannten Quellen recherchiert und mit hoher Sorgfalt geprüft. Der Autor übernimmt dennoch keinerlei Gewähr für die Aktualität, Richtigkeit und Vollständigkeit der bereitgestellten Informationen. Haftungsansprüche gegen den Autor, welche sich auf Schäden gesundheitlicher, materieller oder ideeller Art beziehen, die durch die Nutzung oder Nichtnutzung der dargebotenen Informationen beziehungsweise durch die Nutzung fehlerhafter und unvollständiger Informationen verursacht wurden, sind grundsätzlich ausgeschlossen. Dieses Buch ist kein Ersatz für medizinische und professionelle Beratung und Betreuung.

1. Auflage

Kontakt: Stefanie Arndorfer, Moßbachergasse 4-8/1/30, 1140 Wien, Österreich

Covergestaltung: Germancreative (fiverr)

Coverfoto: duskbabe (depositphotos)

18466472R00083

Printed in Great Britain
by Amazon